Collection **FOURNIER-VALERY**, Éditeur
Première Série. — N° 3.

HYGIÈNE

LA SANTÉ SANS REMÈDES

OU

TRAITEMENT A BON MARCHÉ

MÉDECINE USUELLE

MÉTHODES DIVERSES DE TRAITEMENT

Microbes. — Empoisonnements. — Le Croup.
La Phthisie est-elle contagieuse et comment on la contracte.
Secours aux noyés.
En cas d'attaque de nerfs, d'apoplexie, de chute,
de brûlure, etc.,

Par L. V...

Prix : 10 Centimes.

TOULOUSE
IMPRIMERIE FOURNIER-VALERY
5, Rue du Salé, 5

1889

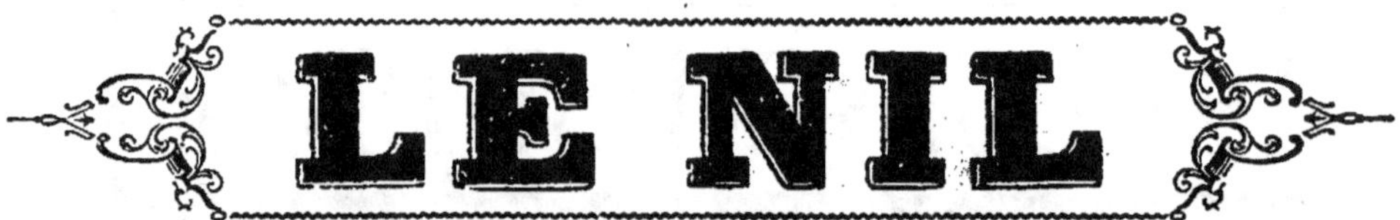

LE MEILLEUR ET LE PLUS DEMANDÉ DE TOUS LES PAPIERS A CIGARETTE

SE TROUVE DANS TOUS LES BUREAUX DE TABAC

Ce n'est pas de prime-abord que le NIL a atteint le degré de perfection où il est parvenu.

Ceux qui l'ont suivi dans ses transformations savent ce qu'il a fallu à l'Inventeur, M. JOSEPH BARDOU, de tâtonnements et de sacrifices pour lui donner sa finesse et sa pureté de pâte.

Ce qui l'a préoccupé surtout, c'est la *SANTÉ DES FUMEURS*, si compromise par des produits similaires pernicieux, et dont il a su concilier les intérêts avec les qualités flattant le goût, le toucher et la vue.

Le problème est aujourd'hui résolu, et le PAPIER A CIGARETTE INCOMPARABLE, c'est bien le NIL.

HYGIÈNE

LA SANTÉ SANS REMÈDES

ou

TRAITEMENT A BON MARCHÉ

MÉDECINE USUELLE

MÉTHODES DIVERSES

Ce qui ferait douter de la médecine, c'est la facilité avec laquelle les maîtres de la science passent d'un système à l'autre, pour expliquer les troubles de l'organisme et en déduire les moyens les plus propres à les combattre.

Au temps de mes études en médecine — cela remonte un peu loin — la Faculté de Paris, où MM. Broussais et Bouillaud donnaient la note, on mettait en première ligne la *Méthode des émissions sanguines*, ou *antiphlogistique*.

C'était le règne des sangsues et de la lancette.

Il y avait du bon, pour certaines affections, dans

cette façon de procéder ; mais le corps, affaibli par de fréquentes saignées, s'il ne succombait à cet épuisement, revenait lentement à la santé; la constitution du malade en restait souvent altérée; et de là, peut-être, l'état d'anémie général dont notre siècle est atteint.

Aujourd'hui, plus de saignées. La réaction même en est à ce point, qu'on se demande si, par esprit de parti-pris, on n'a pas renoncé d'une façon trop absolue à des ressources qui, dans bien des cas, pouvaient avoir leurs avantages.

Quoi qu'il en soit, c'est la *méthode purgative* qui semble prévaloir en ce moment. En cela, on n'a rien inventé, et l'on sait à quelles épreuves M. Purgon, *de ce côté, soumettait son malade imaginaire.*

Comme lui, nous purgeons dans certaines maladies. Mais ici, encore, que de dangers, si la médication est intempestive ou mal appliquée !

Les purgatifs peuvent déterminer l'inflammation de l'estomac et des intestins ; la gastrite peut s'ensuivre, et, avec elle, un état d'alanguissement incurable.

Il en est de même de la *méthode dépurative*, à laquelle on a recours pour purifier le sang, évacuer les humeurs, mais qui souvent peut n'aboutir qu'à substituer une maladie à une autre, en portant le désordre dans le système nerveux et le travail de la nutrition.

Ceux-ci préconisent la *méthode révulsive*, dont les vésicatoires, les sinapismes, les cautères, les moxas et les frictions sont la base ; ceux-là, la *méthode par les toniques*, qui a recours aux quinquinas, aux réconfortants et aux viandes grillées.

Puis, viennent *l'hydrotérapie, l'homœopathie;* et, comme couronnement de tous ces systèmes, nous avons, enfin, la *méthode expectante*, qui consiste à s'abstenir de tout remède, en attendant de savoir auquel il convient de recourir, ou que le malade guérisse de lui-même, s'il ne meurt naturellement.

CONCLUSION

En présence de tant de contradictions, il est un conseil, cher lecteur, que je vous donne, et qui est aussi un vœu : c'est de vous bien porter.

Il en coûte bien moins de conserver la santé que de la rétablir quand elle est atteinte ; et les ménagements, les privations même que l'on s'impose, pour éviter les maladies, ne sont rien à côté des tortures qu'elles engendrent.

Mais c'est déjà une science, ou tout au moins la partie la moins trompeuse de la médecine, que l'ensemble des précautions et des moyens à prendre, pour ne pas porter le trouble dans les fonctions de la vie.

Cette science se nomme hygiène, et c'est bien à elle que revient la première place dans nos préoccupations.

HYGIÈNE

Les règles à tracer pour la conservation de la santé ne sauraient s'appliquer à tous les individus. Chacun naît avec des dispositions particulières, dont il est bon de tenir compte. Tel est sanguin, à qui les végétaux et les légumes conviennent mieux que les viandes et les aliments les plus azotés. Le tempérament lymphatique a besoin, au contraire, d'un régime fortifiant et doit ne faire entrer qu'exceptionnellement les farineux dans son alimentation.

L'homme nerveux a tout à craindre de ce qui peut exalter sa sensibilité ; son moral et son physique sont affectés par des travaux intellectuels et des préoccupations tristes qui seraient sans influence sur des natures moins impressionnables.

Les règles à tracer pour l'hygiène peuvent varier également suivant les saisons, les climats et l'état pathologique, c'est-à-dire suivant les maladies régnantes du moment. C'est ainsi que ce qui serait sans danger en France pourrait être funeste en Afrique, et qu'un écart de régime sans importance en temps ordinaire aurait des conséquences mortelles, quand sévit le choléra ou autre épidémie.

Mais en dehors de ces conditions particulières, qui tiennent au tempérament de l'individu et à d'autres circonstances, il est des principes d'hygiène, d'un ordre général, qui s'appliquent à tous les temps, à tous les lieux et même à toutes les personnes. Les recommandations qu'on peut faire à tous, sans crainte de se tromper, c'est d'éviter les transitions brusques de température, d'aérer et de ventiler leurs appartements, de les préserver de l'humidité, de porter des vêtements convenablement chauds et propres, de prendre des bains de temps en temps, d'éviter les aliments altérés ou falsifiés, de les varier le plus possible, et de faire même un choix intelligent de l'eau qui entre dans leur consommation.

Les récentes découvertes de la science ont établi qu'il y a dans certaines eaux de petits animalcules, visibles au microscope et appelés *microbes*, qui deviennent pour l'homme le germe des plus dangereuses maladies.

L'importance qu'a prise cette théorie dans le monde scientifique et au point de vue de l'intérêt public, me fait un devoir de m'y arrêter un instant.

LES MICROBES

Le premier microbe a été vu et décrit en 1850, par le docteur Davaine. En examinant au microscope le sang d'animaux morts du charbon, maladie qui, comme on le sait, atteint principalement les moutons, mais peut aussi se transmettre à l'homme, il vit, nageant dans la partie liquide du sang, des corpuscules allongés en forme de petits bâtonnets, mais plus petits que les globules du sang, qui n'ont eux-mêmes que sept millièmes de millimètre de diamètre. Il ne put prouver que ces bacilles, ainsi appelés parce qu'ils ont la forme de petits bâtons, étaient la cause même de la maladie.

C'est notre grand savant Pasteur qui eut le mérite de démontrer que les microbes observés par Davaine étaient bien la cause réelle de la contagion, que c'étaient des êtres vivants qui pouvaient se reproduire, pulluler dans nos humeurs, nos tissus, se nourrir aux dépens du liquide dans lequel ils vivent, et par conséquent le décomposer.

Les microbes qui pénètrent dans notre corps vivent; et, pour vivre, ont besoin de se nourrir ; aussi s'établit-il entre eux et nos éléments constitutifs une lutte pour l'existence, dans laquelle l'avantage reste souvent aux plus petits ; ceux-ci ne tardent pas à devenir très nombreux, car ils se reproduisent avec une très grande rapidité quand ils se trouvent dans des conditions convenables à leur existence.

Ces êtres, si petits et si terribles cependant, ne vivent pas dans tous les milieux : il leur faut une nourriture particulière et un certain degré de température. Ceux qui se développent dans le corps des animaux peuvent être cultivés dans des liquides préparés artificiellement. C'est grâce à cette propriété que M. Pasteur a pu les étudier, suivre leur développement et démontrer que c'étaient bien eux et non des matières inertes plus ou moins altérées qui, en pénétrant dans un animal sain, produisaient la maladie.

EN ATTENDANT LE MÉDECIN DANS LES CAS URGENTS

Je donnerais à mes lecteurs un conseil funeste, si je leur disais qu'avec mes indications ils peuvent se passer de médecin. Tout ce que je puis ici, c'est de leur dire ce qu'ils ont à faire, dans certains cas, en attendant son arrivée.

Peut-être aussi ces quelques pages leur permettront-ils quelquefois de se passer de sa visite.

EMPOISONNEMENTS

En cas d'empoisonnement subit, il faut immédiatement faire vomir, soit en introduisant les doigts dans la gorge, soit en donnant un *vomitif*. On gorgera d'eau le malade, pour affaiblir l'effet du poison, et on fera prendre quinze à vingt grammes de *magnésie calcinée* délayée dans l'eau. Voilà ce qu'il convient de faire dans la généralité des cas, principalement dans les empoisonnements par l'arsenic. On ajoutera à ces moyens une forte infusion de *café*, pour les empoisonnen.....ts par l'opium, la morphine, le laudanum ; l'*essence de térébentine*, pour les empoisonnements par le phosphore ; le *bicarbonate de soude*, pour les empoisonnements par les acides ; les *affusions d'eau froide*, les *excitants*, le *thé*, le *café*, dans les empoisonnements par le camphre.

Les empoisonnements par les *moules, crabes, huîtres, poissons*, donnent lieu à une éruption d'*urticulaire*, à des vomissements, diarrhée, crampes ; les empoisonnements par les *champignons*, à des symptômes cholériformes, vomissements, diarrhée, crampes, refroidissement de la peau. Tous ces empoisonnements, au début, doivent être traités par les *vomitifs* et *purgatifs*, et ensuite par les *cordiaux* énergiques, thé, café concentrés, vin chaud, rhum, cognac, etc. Appeler le médecin au plus vite.

LE CROUP

Il n'est pas de maladie de l'enfance plus terrible et qu'il faille attaquer plus vivement dès le premier symptôme, lequel se traduit par une toux particulière que je dirai.

Tantôt il est causé par une angine couenneuse qui a descendu de proche en proche jusqu'aux voies respiratoires ; tantôt il se forme tout d'abord dans le larynx, et d'autres fois, enfin, il commence par les bronches et remonte dans la trachée jusqu'au larynx. Dans le premier cas on le nomme *Croup descendant*, dans le second *Croup d'emblée*, dans le troisième *Croup ascendant*. Lorsque le larynx est pris, il se produit une toux rauque, sourde, comme voilée ; la respiration est râpeuse ; puis viennent des accès d'étouffements, qui vont en se rapprochant et en augmentant d'intensité ; la face est ordinairement pâle, les lèvres deviennent violacées, surtout à la fin, et le malade meurt asphyxié lentement ou dans un accès.

La plupart des traitements échouent, c'est-à-dire que le malade meurt presque toujours ; il n'y a qu'une chance de salut, c'est l'opération de la *trachéotomie* ;

il ne faut pas trop attendre pour la pratiquer; s'il s'agit d'un croup ascendant, elle n'a aucune chance de réussite. Quoi qu'il en soit, faites vomir immédiatement l'enfant; pour cela, ayez toujours chez vous du sirop d'ipécacuanha, et courez vite chez le médecin.

SAIGNEMENT DE NEZ

On peut se trouver pris d'un saignement de nez abondant qui ne laisse pas que d'être fort embarrassant.

Pour l'arrêter, on peut se contenter de renifler de l'eau froide. L'impression produite par un objet froid sur la peau, comme une clef dans le dos, par exemple, réussit souvent; un autre moyen consiste à élever brusquement les deux bras en l'air, en faisant une respiration lente et profonde. Si ces moyens échouent, on aura recours au *tamponnement* des fosses nasales au moyen de boulettes de charpie introduites dans la narine.

COMMENT ARRÊTER LA PERTE DE SANG
EN CAS DE BLESSURE.

Les hémorrhagies par suite de blessure exigent la compression, soit sur le lieu de l'hémorrhagie, soit sur le trajet du vaisseau lui-même au-dessus de la blessure, entre celle-ci et le cœur. La compression a pour effet de suspendre momentanément le cours du sang et peut être exécutée soit avec les doigts, soit avec du linge, de la charpie, de l'amadou, ou bien à l'aide d'un lien, d'un cordon s'il s'agit d'un membre; pour faciliter la coagulation du sang, on imprègne quelquefois les objets du pansement de *perchlorure de fer*, d'*alun*, de *colophane en poudre*, etc. Enfin, la ligature du vaisseau, la cautérisation au fer rouge sont nécessaires dans les hémorrhagies graves.

ATTAQUES DE NERFS

Pendant les attaques, il faut coucher les malades, les déshabiller ou du moins desserrer leurs vêtements, donner de l'air à l'appartement, éloigner les curieux, éviter le bruit ; très souvent on prolonge les crises en faisant respirer de l'éther, et on excite davantage les malades en voulant s'opposer avec trop de force à leurs mouvements désordonnés ; ces pratiques sont donc mauvaises, d'autant plus que la perte de connaissance n'est jamais complète et que le malade a parfaitement conscience du mal qu'il peut se faire ; il faut donner une cuillerée de *chloral bromuré* de dix en dix minutes ; c'est le moyen le plus sûr de calmer la crise. Si l'on n'a pas de chloral, donner de la fleur *d'oranger* et une infusion de tilleul si cela est possible.

EN CAS DE CONVULSIONS

Les convulsions sont des perversions du mouvement ; elles s'accompagnent souvent de perte de connaissance. Très fréquentes chez les jeunes enfants, elles surviennent à la suite de n'importe quelle excitation du système nerveux : un maillot trop serré, la piqûre d'une épingle, une chaleur trop forte, une frayeur, une contrariété, et surtout la dentition, telles sont les causes les plus ordinaires. La *méningite* débute souvent par des convulsions.

Dès qu'un enfant est pris de convulsions, il faut desserrer ses vêtements, donner de l'air à l'appartement, administrer une ou deux cuillerées à café de *chloral bromuré*. En même temps, on prépare un bain dans lequel on place l'enfant. Ces moyens suffisent généralement pour faire cesser la crise ; au moment de la dentition, ou bien lorsque l'on voit les enfants devenir agités, impatients, maussades, on doit craindre les convulsions et les soumettre d'avance à un régime qu'indiquera le médecin.

Les convulsions se montrent aussi chez les grandes personnes, principalement chez la femme, pendant les couches et la grossesse. Régime tonique et calme d'esprit, voilà le meilleur préservatif.

EN CAS D'APOPLEXIE

L'apoplexie est le cas le plus grave sur lequel il soit permis de hasarder un conseil.

Le malade eût pu souvent conjurer l'accident, s'il avait tenu compte des avertissements qui précèdent : *vertiges, étourdissements, lourdeur de tête, assoupissements, bourdonnements d'oreille*, auxquels il faut veiller.

Si l'accident se borne à une simple compression du cerveau par congestion sanguine, il peut n'avoir pas de suites immédiatement graves.

Il n'en est pas de même quand il y a épanchement sanguin, et alors le traitement sera long et trop souvent sans succès.

Mais quelle que soit l'intensité du mal, couchez le malade dans un appartement fort aéré ; écartez les visiteurs ; que le malade soit couché la tête haute, appliquez des compresses froides sur le front ; mettez des sinapismes aux mollets, mais surtout vite chez le médecin !

CORPS ÉTRANGERS dans l'ŒIL, l'OREILLE, etc.

Lorsque un corps étranger s'introduit dans l'œil, il faut chercher à le retirer directement en se servant d'un chaton de bague ou de tout autre corps lisse et rond. Si le corps étranger est petit et léger, il restera adhérent à la bague et sera ainsi enlevé. Si le corps étranger est réfugié derrière la paupière supérieure, on promènera derrière celle-ci une petite cuvette. On peut se servir, à cet effet, d'une épingle à cheveux ; les petits éclats de pierre, bois ou métal s'enlèvent avec une aiguille à cataracte ou une petite pince. Les insectes dans l'oreille sortent ordinairement avec des injections d'huile à laquelle on peut ajouter quelques gouttes d'essence de térébenthine. Les corps ronds, tels que les pois, seront facilement extraits avec une pince à griffe d'oculiste ; on peut se servir aussi d'une curette et s'aider d'injections d'eau tiède répétées.

EN CAS DE LUXATION, DÉBOITEMENT, etc.

A la suite d'accidents, de violences, les os des jointures perdent quelquefois leurs rapports naturels ; les mouvements deviennent difficiles ou impossibles ; la douleur est généralement vive et la partie est plus ou moins déformée. Les plus fréquentes sont les luxations de l'épaule, du coude, du poignet, de la mâchoire. Il faut se faire remettre tout de suite la partie démise, car si on laissait les choses en l'état, la réduction deviendrait plus difficile ou même impossible.

EN CAS DE CAUCHEMAR

Les cauchemars sont l'effet de troubles plus ou moins graves du système nerveux. Ces troubles peuvent siéger au cerveau, comme on le voit après des émotions, frayeurs, chagrins, contrariétés ; d'autres fois, ils siègent au cœur et consistent en *palpitations,* comme cela se voit dans l'*anémie* et dans les *maladies de cœur ;* d'autres fois, dans l'*estomac,* comme cela a lieu par suite d'une *digestion difficile* ou par la présence de *gaz.* Beaucoup d'enfants se réveillent en sursaut et en criant ; c'est parce qu'ils ont eu un cauchemar, et on doit y prendre grande attention, car l'*épilepsie* peut être la conséquence de la frayeur qu'ils éprouvent dans ces circonstances. Les personnes sujettes aux cauchemars doivent se soumettre au *bromure de potassium.*

On prendra le médicament de préférence en se couchant.

EN CAS D'ATTAQUE DE CHOLÉRA

En cas de choléra, on doit enrayer sur-le-champ tout indice de la maladie ; ce qui réussit le mieux à cet effet, c'est le *Pippermint* de Get frères. Pendant la période de froid, on a recours aux excitants, thé, alcool, frictions, moutarde, électricité. Pendant la période de réaction, on donne des boissons adoucissantes, froides, de la glace ; le régime doit être très sévère.

Bien que le choléra ne sévisse que d'une manière épidémique, cependant il nous en reste toujours quelques cas isolés, auxquels on donne le nom de *cholérine.* C'est surtout sur les petits enfants que sévit cette maladie, qui les emporte presque toujours. Dès qu'on s'aperçoit qu'un enfant rend de l'eau sous forme de diarrhée ou de vomissement, il faut lui donner, toutes les heures, une cuillerée de *sirop astringent* ; si la maladie résiste on aura recours au *sirop de perchlorure de fer*. On fait des frictions par tout le corps, on met des briques chaudes dans le lit. Lorsqu'il y a en même temps de la *dyssenterie*, ce que l'on reconnaît à la présence des glaires et du sang dans les garde-robes, on donne des lavements à l'*amidon* et au *pavot*.

En temps de choléra, on doit veiller à l'assainissement de tous les foyers malpropres ou insalubres. On emploiera à cet effet le *Phénol Babœuf* pur ou étendu de moitié d'eau. On désinfectera les lieux d'aisance, et on fera bouillir l'eau qu'on boira. (Voir *Microbes*.)

EN CAS DE COLIQUES

Les coliques peuvent occuper les intestins, le foie, les reins, le bas-ventre. Dans l'intestin, les coliques peuvent être l'effet d'une inflammation ordinaire avec *diarrhée* ; d'autres fois, elles sont occasionnées par des gaz et on les dit nerveuses ; elles peuvent encore être l'effet de la *constipation* ou bien de la *dyssenterie* ; les coliques des nourrissons sont produites par une alimentation trop forte ou mal dirigée. L'étranglement des intestins produit la *colique* ; enfin, les *hernies* donnent lieu à des coliques violentes, lorsqu'elles s'étranglent.

Contre les coliques, quelles qu'en soient les causes, on doit recourir aux préparations d'opium. On peut y joindre accessoirement des *cataplasmes de farine de lin* avec ou sans *laudanum*, des frictions d'*huile camphrée* sur le ventre; des boissons adoucissantes et des *lavements évacuants* ou *émollients* Si les coliques sont simplement le fait de gaz, l'absorption de quelques pilules d'éther soulagent presque instantanément.

FISSURES — EFFET DU TABAC

Les fissures, gerçures ou crevasses peuvent occuper le bord des lèvres. Si elles se répètent souvent, il faut y remédier, parce qu'elles peuvent devenir la cause d'une affection plus grave par l'irritation qu'elles entretiennent. On a remarqué que le *cancer* des lèvres était souvent précédé de fissures, surtout chez les fumeurs qui se servent de pipes à tuyaux courts ou de cigarettes fabriquées avec du papier contenant des matières irritantes.

Voilà pourquoi, et rien que pour cela, nous n'hésitons pas à préconiser le papier *Nil*, qui ne contient absolument que des matières choisies et saines.

LA PHTHISIE EST-ELLE CONTAGIEUSE ?

PRÉCAUTIONS ET PRÉSERVATIFS

Nous empruntons à un travail de M. Léon Valery, publié en 1886 dans le *Courrier de l'Allier*, des aperçus sur la phthisie, dont le côté pratique n'échappera à personne et qui a ici sa place.

« Jusqu'à ces derniers temps, dit-il, nous avons considéré les *tubercules*, qui sont la matière morbide dans la phthisie, comme existant à l'état latent, chez l'enfant dès sa naissance, ou se formant chez l'homme sous l'empire de causes diverses, parmi lesquelles, en première ligne, les prédispositions de tempérament — le tempérament lymphatique et scrofuleux en particulier.

« Aujourd'hui, tout cela est changé.

« Ici, comme dans le virus de la rage, comme dans le scorbut, la fièvre typhoïde, comme un peu partout, nous retrouvons les fameux microbes, et c'est vraiment toute une révolution que ces parasites ont accomplie dans la science médicale.

« Dans la *tuberculose* ou phthisie, leur existence n'est point douteuse. On les voit, au microscope, s'ébattre dans les foyers purulents des poumons, comme des têtards dans une vase immonde

« C'est par la circulation du sang qu'ils sont portés de l'estomac, des conduits respiratoires, qui les ont absorbés, ou d'ailleurs, dans les lobes pulmonaires, pour s'y localiser et s'y reproduire en légions plus ou moins pressées.

« C'est donc dans la contagion, d'après ce système généralement accepté, que la phthisie aurait son point de départ, non-seulement chez l'homme, mais encore chez tous les animaux susceptibles de la contracter.

« Et la preuve, ce sont ces poules qui, ayant picoré dans les crachats d'un phthisique, moururent toutes de cette affection, d'après ce que raconte le professeur Cornil, de la Faculté de Paris.

« A en croire ce savant, c'est presque toujours par les animaux domestiques que la phthisie se communique aux sujets que les médecins ont à soigner.

« Quant à la contagion d'homme à homme, M. Cornil la croit moins dangereuse ; et voilà pourquoi elle est si rare de mari à femme, qui ont pourtant une vie commune.

« Si, d'ailleurs, la transmission avait lieu en pareil cas, c'est qu'elle s'opèrerait par des causes tout à fait matérielles, c'est-à-dire par l'absorption de microbes provenant de crachats durcis et pulvérisés, microbes qu'on aspirerait avec l'air où ils se trouvent.

« Aussi recommandons-nous aux membres de la famille de faire expectorer le malade dans un vase où la matière purulente puisse être soumise à l'ébullition, mortelle pour les dangereux animalcules qui y pullulent.

« Mais ce que nous recommandons, surtout, c'est de se préserver de la contagion par la transmission directe des microbes contenus dans les matières alimentaires.

« La race bovine — la vache en particulier — est très sujette à la phthisie. Soumettez la viande de cette origine à une cuisson suffisante pour que les microbes qu'elle contiendrait ne soient pas absorbés vivants ; pour le filet, surtout, dont l'épaisseur pourrait les protéger, faites cuire suffisamment : vous mangerez peut-être un morceau moins savoureux et moins nutritif, mais vous aurez écarté un danger auquel on a le tort de ne pas penser.

« Le lait aussi est une source de contagion ; gardez-vous de le prendre sortant de la mamelle de la vache ou de la chèvre. Cette mamelle est souvent atteinte d'une affection qui en fait le centre de millions de microbes ; et la prudence exige que vous soumettiez ce liquide à une ébullition qui n'altère, d'ailleurs, aucune de ses qualités. »

M. Léon Valery ajoute à ces indications le conseil suivant, auquel nous nous associons.

« C'est aux ressources de l'hygiène, dit-il, et aux précautions que je viens de recommander, qu'il faut s'en tenir, en attendant que la science nous donne mieux.

« Evitez les fatigues excessives ; méfiez vous de toute alimentation suspecte ; donnez au sommeil les heures nécessaires à la réparation de vos forces ; respirez un air pur ; que vos appartements soient vastes et aérés ; dérobez-vous aux chagrins qui troublent les fonctions de l'organisme ; soyez heureux autant que je vous le souhaite, et la phthisie n'aura aucune prise sur vous. »

SECOURS AUX NOYÉS

ET DANS AUTRES CAS D'ASPHYXIE

Il faut, quand on retire un malheureux de l'eau où il se noyait, l'envelopper dans des couvertures chaudes, si l'on en a à portée ; le placer sur le côté et dans une position où la tête soit un peu plus haute que les pieds ; frictionnez les côtes et le creux de l'estomac ; si vous le pouvez, provoquez les nausées et l'éternuement qui aideraient à l'introduction de l'air dans la poitrine et feraient rejeter l'eau absorbée.

Quand l'asphyxie aurait pour cause les gaz délétères provenant de fosses d'aisance ou de fermentation quelconque, portez le malade au grand air ; rétablissez la chaleur autant que possible ; et, comme l'une des dernières ressources, faites arriver l'air dans les poumons, en l'y soufflant vous-même.

Mais surtout ne cessez de lutter contre la mort, jusqu'à ce que celle-ci serait bien certaine et impossible à combattre.

PRÉPARATION DU VIN DE QUINQUINA

Ecorce de quinquina jaune, 30 grammes, ou *gris*, 60. Laissez tremper pendant 24 heures dans un demi-verre de *cognac* ; ajoutez 1 litre de *vin de Bordeaux* ou de *vin blanc* ; agitez de temps à autre et filtrez au bout de cinq ou six jours.

Pour le *vin de quinquina au Malaga*, on supprime le cognac.

Il est fort difficile aujourd'hui de se procurer de bon vin de quinquina. Tantôt il est fabriqué avec de faux quinquinas ou avec des quinquinas inférieurs, tantôt avec de mauvais vins auxquels on donne de la force en y ajoutant de l'alcool amylique, substance dangereuse.

Pour être certain d'avoir un vin irréprochable, on peut s'adresser à la maison Reverdy, de Narbonne, dont les caves sont connues pour l'ensemble de son commerce et pour la spécialité dont nous parlons.

GARGARISME POUR LA BOUCHE

Borate de soude	4	grammes
Chlorate de potasse..	4	—
Alun..............	4	—
Eau ordinaire	150	—

Pour sucrer, se servir de miel.

Ce gargarisme est excellent à employer pour la plupart des maux qui surviennent dans l'intérieur de la bouche.

On en prend *une cuillerée à café* seulement à la fois, puis on la promène dans la bouche, jusqu'à ce que la salive y soit devenue très abondante.

Ce gargarisme est souverain contre les aphtes qui se produisent au palais, lorsqu'un fumeur a abusé de la cigarette faite avec du mauvais papier.

PANARIS

L'inflammation est superficielle ou profonde : dans le premier cas, elle n'intéresse que la peau et est peu grave ; on la nomme *tournure*, *tourniole* ; dans le second, elle peut détruire les tendons, les os et faire perdre une ou plusieurs phalanges Les causes ordinaires sont des malpropretés qui s'introduisent dans la peau ; mais il y a des prédispositions individuelles dont il faut chercher la cause dans le tempérament lymphatique ou scrofuleux.

Généralement les panaris deviennent graves par la négligence du malade ; on attend, on ne va trouver le médecin que lorsque la maladie ne guérit pas, c'est-à-dire lorsque les tendons et les os sont détruits, et que le doigt est perdu.

Faites autrement, cher lecteur ; et si l'inflammation résiste aux cataplasmes émollients et maturatifs, allez chez le médecin, et au plus tôt.

P.-S. — L'honnêteté nous fait un devoir de dire que nous nous sommes inspiré souvent de M. le docteur Dubois dans les pages précédentes.

L. V.

Toulouse. — Imp. Fournier-Valery, rue du Salé, 5.